MOYENS DE GUÉRIR

LES

CANCERS, SQUIRRHES, GOITRES, SCROLULES, ETC.,

SANS AMPUTATION.

MOYENS DE GUÉRIR

LES

CANCERS, SQUIRRHES, GOITRES, SCROFULES,

etc., etc.

SANS AMPUTATION,

Par le retour des organes à leurs formes et à leurs fonctions naturelles;

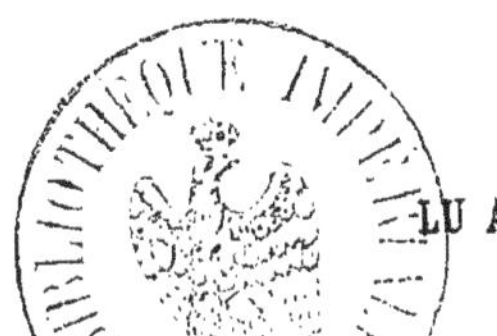

MÉMOIRE

LU A L'ACADÉMIE DES SCIENCES, LE 6 MAI 1859,

SUIVI DU

TRAITÉ DES CAUSTIQUES

Par Aimé GRIMAUD (d'Angers),

Docteur en médecine de la Faculté de Paris, Médecin honoraire du XIe arrondissement, membre de la Société de médecine du 1er arrondissement, auteur d'une nouvelle doctrine médicale (1820), ex-rédacteur en chef du *Propagateur des Sciences médicales*, etc., etc.

Prix : 3 Francs,

PARIS

Chez J.-B. BAILLIÈRE, rue Hautefeuille, 5,

Et chez tous les Libraires.

MAI 1859.

MOYENS DE GUÉRIR

LES

CANCERS, SQUIRRHES, GOITRES, SCROFULES,

etc., etc.

SANS AMPUTATION,

Par le retour des organes à leurs formes et à leurs fonctions naturelles ;

MÉMOIRE

LU A L'ACADÉMIE DES SCIENCES, LE 6 MAI 1859.

Les anciens l'ont dit, et M. Velpeau l'a répété récemment, que « si l'on parvenait à détruire le cancer, ce serait le plus grand bienfait rendu à l'humanité. » En effet, on ne connaît jusqu'à ce jour aucun moyen de guérir cette hideuse et terrible maladie. On cherche à l'enlever par l'instrument tranchant ou par les caustiques ; mais l'expérience a trop souvent démontré qu'*amputer*, *mutiler*, n'est pas guérir, que le médecin a trop rarement atteint son but par l'ablation d'une partie cancéreuse, et que la science en est encore réduite à déplorer son impuissance.

Historique. — Dans mes tentatives et mes recherches contre le cancer, il y a trois époques.

PREMIÈRE ÉPOQUE.

Longtemps je partageai l'opinion des chirurgiens sur la nécessité d'enlever, d'amputer les cancers et donnant la préférence aux caustiques sur l'instrument tranchant, je fis, en 1844, le *Traité des caustiques*, dont la deuxième édition parut en 1855. L'avouerai-je? Les caustiques, comme l'instrument tranchant, m'ont toujours causé de profondes et pénibles émotions, en laissant après eux d'énormes mutilations qui, selon moi, ne contribuent pas peu à jeter l'économie dans des perturbations dangereuses. Et puis, ces opérations, qui déterminent de si cruelles douleurs, donnent-elles de grandes certitudes de guérison? Pour moi, maintenant, je pense qu'on doit réserver les ablations aux cas exceptionnels où échoueraient les moyens nouveaux, que je vais faire connaître.

DEUXIÈME ÉPOQUE.

A l'occasion d'une pauvre Normande qui me dit que M. Velpeau refusait de l'opérer, je songeai à l'acupuncture que les Chinois, depuis les temps les plus reculés, que Sarlandière, et M. Jules Cloquet en 1823, employaient dans différentes affections, mais jamais contre le cancer. Comme moi-même, à cette époque et depuis, j'en avais retiré les meilleurs effets dans un grand nombre de cas de scrofules, mais plus particulièrement contre une exubérance de l'œil, en présence de Magendie, et contre une tumeur du sein (V. la 1ʳᵉ Observ.); comme, d'un autre côté, la Normande s'était primitivement adressée à M. Velpeau, je crus devoir, par déférence, aller lui faire part de mon dessein. Je la lui menai à sa consultation de la Charité; il ne crut point à la possibilité d'obtenir la guérison par des aiguilles. Je lui promis, en le quittant, de lui donner des nouvelles de mes tentatives. Trois semaines après, je le rencontrai sur la voie publique et je l'assurai avoir obtenu beaucoup de succès de mon acupuncture; mais, dans la crainte de ne pas réussir, je le priai instamment de n'en point parler. N'ayant pas pu suivre la malade longtemps, je ne revis plus ce professeur. Seulement, j'adressai à l'Académie des sciences, peu de jours après mon second entretien, *un pli cacheté*, avec prière de ne l'ouvrir que lorsque je l'en prierais. (Il l'a été le 16 mai dernier).

Ce pli contenait, entre autres choses, l'espoir que le succès obtenu chez la Normande me faisait concevoir de calmer, sinon de guérir les cancers avec l'acuponcture ou mieux avec le *séton métallique*. L'acuponcture est une opération qui consiste à faire pénétrer des aiguilles dans les chairs. Si on les laisse séjourner plus ou moins longtemps, je dis que c'est un *séton métallique :* ce ne sont plus alors des ponctions faites avec des aiguilles; c'est véritablement un séton dont l'action est différente de la ponction, parce qu'elle est prolongée. Mais n'anticipons pas sur les faits, et passons aux observations : elles sont en petit nombre, et pourtant elles seront suffisantes, les dernières surtout, pour faire concevoir l'espérance fondée de guérir la plupart des cancers, qu'ils soient squirrheux ou encéphaloïdes.

1ʳᵉ **Observation.**

Mᵐᵉ P..., âgée d'environ cinquante-cinq ans, se présenta chez moi en 1838, portant au sein gauche une tumeur grosse comme un œuf de pigeon, profonde, située à deux travers de doigt au-dessus du mamelon, d'une dureté moyenne et se mouvant assez facilement sous la main, siége de douleur peu vive au toucher ou par la pression, durant depuis environ deux ans et due à un coup qu'elle s'était donné à l'angle d'une table de marbre. Le sein était volumineux et Mᵐᵉ P... était grasse.

Outre des frictions avec la pommade de chlorure de zinc, je fis, pendant un mois et demi, l'application d'une aiguille fine, flexible et d'acier, à peu près tous les deux jours et seulement durant une heure ou une heure et demie, et cette tumeur disparut entièrement; mais six ans après, Mᵐᵉ P... succomba sous la violence de douleurs abdominales, profondes, lancinantes, qui durèrent deux mois, sans fièvre, et se terminèrent par la diarrhée. Il me parut qu'elles devaient leur naissance aux ganglions mésentériques dégénérés; je ne pus faire l'autopsie.

Cette intéressante observation, la seule guérison que présentait la science obtenue par l'acupuncture prolongée, ou mieux dar le séton métallique, me revint à l'esprit, lorsque la Normande me consulta. Je lui en parlai. Désireuse de guérir, elle accepta l'offre d'essayer de ce moyen. Or, voici son observation.

Deuxième observation.

Mme B***, âgée d'environ cinquante-cinq ans, femme d'un cordonnier d'Elbeuf, avait, à la suite d'un coup, une tumeur au sein gauche du volume d'un œuf de poule, et située en partie au côté externe. Le mamelon était tout-à-fait rentré et douloureux. Il y avait deux petits ulcères au-dessous du sein, l'un au côté externe et l'autre au côté interne du mamelon. Sous l'aisselle existait un ganglion dur, du volume d'une grosse noisette, et un autre moins gros sur le bord externe du grand pectoral. La tumeur, désignée sous le nom de ligneuse par M. Velpeau, était presque entièrement adhérente à ce muscle. Cette affection était compliquée depuis quelque temps d'une toux qui n'a pas peu contribué à mettre fin aux jours de cette infortunée normande.

Pendant un mois et demi je me bornai à employer le séton métallique d'argent ou d'acier. Ce ne fut que progressivement que, voyant la tumeur diminuer de plus en plus, je m'enhardis à mettre deux sétons métalliques, une fois trois, durant quelques heures, et, cependant, au bout d'un mois et demi, les deux ulcérations étaient guéries, et des deux ganglions il ne restait plus que celui de l'aisselle, bien diminué de volume, parce qu'il avait été excité de temps en temps par des aiguilles. Je faisais sur le sein des applications de poudre de fer tous les deux jours. Tout me faisait présager une terminaison par résolution, lorsque la malade fut obligée de rejoindre son mari. J'ai appris qu'elle avait succombé à sa toux six ou huit mois après son retour au sein de sa famille.

Le succès que j'avais obtenu chez cette malade me valut la connaissance de la demoiselle dont je vais rapporter l'histoire.

Troisième observation.

Mlle P***, quarante-huit ans, sans menstrues, lymphatique, chargée d'embonpoint, d'une belle carnation, avait, en 1856 une tumeur au sein gauche, que je reconnus disposée à se convertir en cancer cérébriforme. D'une consistance que traversaient facilement les aiguilles, cette tumeur, du volume d'un gros œuf de poule, avait fortement fait rentrer le mamelon : elle siégeait en partie au-dessus, et devait sa naissance à un coup. Depuis quelque temps elle faisait ressentir de grands élancements.

Comme elle demeurait à Versailles, elle ne venait que tous les deux ou trois jours, de sorte que je n'employais que peu souvent les aiguilles, et encore ne séjournaient-elles que quelques heures dans le sein. Le traitement ne dura que deux mois, après lequel temps elle alla passer deux mois chez une de ses sœurs, dans le département de la Sarthe. Elle en revint plus grasse et se fit opérer par M. Depaul.

Avant son départ, la tumeur, fort diminuée, l'avait engagée à l'entreprendre avec confiance. A son retour, une légère augmentation détermina la malade à se laisser opérer par le bistouri ; mais, peu de temps après, elle succomba.

Expériences du professeur Velpeau.

Je lis dans *la France médicale*, du 8 janvier 1859, un article de M. Foucart, dont j'extrais ce qui suit :

« Nous avons eu occasion de voir, il y a quelques jours, M. Velpeau mettre cette pratique (l'acupoucture) en œuvre chez plusieurs des malades actuellement dans ses salles et dans des cas assez différents.

« Le premier sujet est une femme affectée de goître, chez laquelle, il y a sept ou huit jours, le professeur a pratiqué des ponctions multiples avec des aiguilles métalliques. Au bout de peu de jours, une légère amélioration est survenue. « Ce qui « m'aurait étonné, a dit M. Velpeau, si je n'avais été déjà quel- « quefois témoin de résultats pareils. » Aussi, lundi dernier, a-t-il fait de nouveau une trentaine de piqûres. Le lendemain, la tumeur n'était le siége d'aucune douleur plus vive ; il avait pas non plus un gonflement plus considérable : on constatait même une diminution assez sensible de volume. La

gêne de la respiration était moins grande ; il y avait amende-
ment notable.

« La bizarrerie du résultat obtenu engagea le professeur à
tenter le même moyen chez deux malades voisines de la pre-
mière : l'une était une négresse, portant un cancer au sein ;
l'autre présentait une tumeur sous-claviculaire, probablement
de même nature. Chez ces trois femmes, il y a eu évidemment
un soulagement bien appréciable.

« A ce propos, M. Velpeau a rappelé que la méthode n'était
pas nouvelle, et il a cité plusieurs faits de goîtres qui, après
l'acuponcture, ont diminué d'un quart, de moitié même ; mais
jamais, dans les cas les plus heureux, le succès n'a été com-
plet.

« Quant au cancer, M. Velpeau n'avait jamais essayé de le
traiter de la même façon. Si, dans le cas actuel, il l'a fait, ça
été simplement parce que, après deux ponctions exploratrices,
la malade a déclaré éprouver un peu de soulagement. Le
moyen ne pouvant faire courir aucun danger, on ne risquait
rien d'en tenter l'application.

« Il y a quelques mois (erreur, c'est en 1856), un médecin
de Paris, présent à la consultation gratuite de M. Velpeau, à
l'hôpital, vit une femme atteinte de squirrhe ligneux au sein, à
laquelle le professeur ne jugeait pas à propos de faire suivre
un traitement actif, le cas lui paraissant au-dessus des ressources de l'art. Ce médecin proposa à M. Velpeau de guérir ce
cancer au moyen de l'acuponcture, et lui promit de ramener
bientôt la malade tout-à-fait débarrassée de son affection (c'est
faux). Trois semaines après ce moment, ce médecin annonçait
à M. Velpeau une amélioration sensible dans l'état du sujet,
mais, depuis, on ne l'a pas revu : ce qui fait supposer qu'il n'a
pas réussi (on a vu pourquoi). »

Tel est le narré de M. Foucart, d'après le récit que M. Velpeau avait fait à sa clinique de mes démarches et de mes tentatives sur l'infortunée Normande, sujet de la deuxième observation. Il y a là des erreurs de date, des inexactitudes, des
paroles que je n'ai point prononcées : le mot *guérir*, par

exemple, qui contraste avec le *secret* que j'avais prié ce professeur de garder, si je ne réussissais pas. Or, on a vu que je n'avais pu goûter ce bonheur par le retour de la malade au sein de sa famille. Il y aurait donc lieu de taxer d'indiscrétion M. Velpeau s'il n'avait pas trouvé l'identité la plus parfaite entre ses expériences et les miennes. Mais loin de lui en savoir mauvais gré, qu'il me soit permis de lui en témoigner ma reconnaissance publiquement. Il est venu sanctionner, par l'autorité de son nom et de son haut savoir, une application nouvelle, la découverte d'un moyen simple, facile et innocent, si propre avec d'autres à empêcher quelquefois les amputations, ces grandes mutilations qui donnent lieu à de larges cicatrices, portes toujours ouvertes aux causes morbifères.

TROISIÈME ÉPOQUE.

Si je me suis servi précédemment du mot « découverte » affecté à l'emploi de l'acuponcture dans le traitement des cancers, à plus forte raison dois-je l'appliquer au petit instrument que je nomme onkotome, coupant par sa lame ouverte et perforant par sa châsse pointue les chairs les plus ligneuses. Ce petit instrument, qui peut dispenser de se servir d'aiguilles, ne laisse point de traces de son passage, point de cicatrices, mais dégorge bien les chairs par le suintement qu'il détermine pendant deux ou trois jours. Il ressemble au lithotome caché du frère Côme; il n'était donc point inconnu. L'onkotome, les aiguilles, de même que l'électro-aimant, ne sont donc point des moyens nouveaux considérés comme moyens; ils ne le deviennent que sous le rapport de leur emploi contre la plus hideuse des maladies, puisqu'on ne les a jamais mis en œuvre pour combattre celle qui est l'écueil de la thérapeutique et fait le désespoir de la science. Ce qui, de notre temps, donne le mérite de la nouveauté, c'est l'application d'une chose connue à un usage inconnu jusqu'alors. Sous ce point de vue, il y a nouveauté, découverte non-seulement quant à l'ensemble de mes moyens, mais encore dans leur emploi particulier et ignoré jusqu'ici contre le cancer. Et celui qui a fécondé en quelque sorte l'usage d'un instrument, en lui faisant obtenir des cures inespérées et ardemment désirées depuis tant de siècles, n'est-il pas inventeur, lui qui fait jaillir de la nature prête à s'éteindre, des ressources cachées et vivifiantes?

Ces dernières paroles peignent la troisième époque de notre découverte. Nos ressources ont augmenté avec les obstacles, avec la gravité du mal. Notre instrument, perforant et coupant, l'onkotome, fait du bien, accélère la guérison, de même que l'électro-aimant et les autres moyens. Les aiguilles changent de forme; elles ne font plus des ponctions; elles deviennent des sétons.

Quatrième observation.

Le 22 mars dernier, Mme Bard, habitant Évreux (Eure), âgée d'environ cinquante-huit ans, d'une peau très-fine et très-blanche, d'un embonpoint médiocre, ayant des seins volumineux, me montra le droit, atteint depuis quatre ans d'une tumeur squirrheuse dans sa partie antérieure, et molle dans sa partie profonde. Cette tumeur était située comme un fer à cheval sur le centre de l'organe, et le mamelon, déprimé supérieurement, était rouge, douloureux et très-dur. Au-dessus existait une autre espèce de mamelon plus dur, plus rouge et plus douloureux encore que le véritable, qui était fortement rentré et sur le point d'entrer en suppuration. Toute la surface de la tumeur était bosselée, inégale, assez sensible; mais la sensibilité était tellement grande aux deux mamelons, que le plus léger contact pouvait à peine être supporté. Ce sein, comparé au gauche, excédait ce dernier de presque tout le poing fermé, dans les trois quarts supérieurs. Il était presque immobile; il avait contracté des adhérences avec le muscle pectoral. Il n'y avait d'élancements que dans le mamelon et le tubercule voisin.

Les trois ou quatre premiers jours furent consacrés à l'application d'une ou deux aiguilles d'argent avec une petite d'acier très-fine; celles d'argent, fort grosses, provoquaient des ecchymoses. La malade faisait des frictions avec la pommade de chlorure de zinc et d'iodure de potassium aux doses ordinaires. Mais à l'action des aiguilles, j'associai, le cinquième jour, celle de l'électro-aimant ou magnétisme, pendant une demi-heure ou trois-quarts d'heure, séances qui ne furent point interrompues pendant vingt-et-un jours. Bientôt, outre la friction, je fis mettre sur le sein des petits sachets remplis de feuilles de ciguë, et lorsque les aiguilles déterminaient des ecchymoses, j'y ajoutais des feuilles de mercuriale ou d'arnica. Enfin, vers le quinzième ou seizième jour, à ces différents moyens, j'eus l'idée de réunir le malaxage, parce que la tumeur était très-mobile alors et par cela même nullement adhérente. Le volume du sein était à peu près égal à celui du côté opposé. Les rougeurs avaient disparu vers le douzième jour, de même que les inégalités du sein et les élancements. Il n'y avait aucune souffrance. Le malaxage fait pendant cinq jours a ramené le sein à sa mobilité, sa forme et ses fonctions ordinaires en apparence. Aussi Mme Bard a-t-elle voulu retourner à Évreux. Son traitement n'a duré que vingt-trois jours : elle continue ses cataplasmes, ses frictions, ses bains et ses pilules.

Cinquième observation.

Mme Thi..., âgée de soixante-douze ans, portait depuis six ans, au côté droit du grand pectoral, une plaque d'un diamètre presque rond de 7 centimètres, d'une épaisseur de 3, mais de 4 au centre, pour former une élévation d'un centimètre environ. Plus rapprochée de l'aisselle, elle tirait en haut le mamelon et formait un sillon assez profond entre ces parties, siége d'élancements fréquents et douloureux. Plus dure sous l'aisselle, cette plaque, ou plutôt cette tumeur ligneuse, était comme une escarre noirâtre, couverte d'exsudations terreuses, et insensibles. Elle n'avait de sensibilité qu'à cette partie de la circonférence qui regardait le mamelon. Le sein, du reste, était intègre, à part les élancements dont j'ai parlé.

Le traitement, qui est le suivant, a duré près d'un mois et demi, par les absences de la malade.

Lorsque j'allai voir, il y a trois ans, M. le professeur Velpeau, je ne l'avais instruit que des espérances flatteuses que me faisait concevoir l'acuponcture; et lorsque, avant le 8 janvier dernier, il l'a mise en œuvre, il n'a fait que des ponctions. Moi-même, jusque-là, je ne m'étais servi que des aiguilles; mais mes idées se sont successivement élargies, lorsque je me suis trouvé devant un mal aussi grand que le cancer. J'ai bien facilement reconnu que le précepte des anciens : *Noli me tangere*, avait été préjudiciable à la curation de ces maladies, puisqu'il nuit au développement de la circulation capillaire aortique ou sanguine et à l'afflux nerveux, deux conditions indispensables pour conduire à la résolution, c'est-à-dire au retour des organes à leurs formes et à leurs fonctions naturelles. Or, c'était là le but de mes vœux, puisque je désirais avoir une *méthode résolutive*, et fixer la science hors des amputations, des mutilations. Enfin je l'ai trouvée innocente et certaine dans la plupart des cas. Je n'en fais point un secret, à l'exemple des charlatans éhontés. Le médecin ne doit point avoir de secret : toutes ses pensées, toutes ses actions doivent tourner au bien de ses semblables.

TRAITEMENT.

Le traitement que nous avons mis en usage chez les cinq sujets de nos observations, comprend des moyens externes et des moyens internes. Nous allons les résumer et faire connaître leur mode d'action.

1° MOYENS EXTERNES. — Ce sont eux qui forment la base du traitement et sont les plus énergiques. Les voici : onkotome, aiguilles, magnétisme ou électro-aimant, malaxage ou massage, qui renferment le tapement et le frappement; le repassage, la compression et les applications, comme pommades, liniments, cataplasmes, bains généraux.

2° MOYENS INTERNES. — Ils sont très-nombreux et comprendraient, si on le voulait, une forte partie de la thérapeutique. Nous ne parlerons que de ceux que nous avons cru nous être plus utiles.

Reprenons chacune de ces choses en particulier.

1° Des aiguilles. — Jusqu'à la quatrième observation, je n'avais eu recours qu'à ce moyen. J'en voulais apprécier toute l'importance ; mais comme je désirais guérir vite, j'associai l'électro-aimant aux aiguilles d'acier, d'argent, puis de cuivre. Ce sont ces dernières qui sont préférables.

Manière dont il faut introduire les aiguilles. — J'ai cru devoir introduire les aiguilles par la base des tumeurs fibreuses ou ligneuses, parce que l'on provoque plus facilement la résorption ou l'absorption, puisqu'on peut les enfoncer autant qu'on le désire, soit de dedans en dehors, soit transversalement. Il n'en est plus de même si on veut les appliquer de dehors en dedans ; la dureté de la tumeur y met un obstacle, tel quelquefois qu'on peut à peine les faire pénétrer d'un demi-centimètre et même d'un quart.

Pour rendre leur action plus efficace, j'ai fait faire des aiguilles de laiton plus sensibles à celle de l'électro-aimant ; elles ne s'oxydent pas plus que celles d'acier. Je les fais terminer par des boucles, dans lesquelles je mets une chaîne de laiton s'appuyant sur la tumeur : elles vacillent par l'électricité bien plus profondément, et elles agissent sur un bien plus grand nombre de points superficiels et cutanés.

Mode d'action des aiguilles. — Toutes les recherches que j'ai faites sur l'histologie pathologique m'ont amené à penser ainsi : 1° Les extrémités nerveuses du grand sympathique destinées à la nutrition, ayant toujours été lésées depuis l'origine de la maladie, la nutrition de l'organe a été peu à peu détournée de son but spécial, d'une part, et, de l'autre, celles des nerfs moteurs, qui président à l'action des organes exhalants, sécréteurs, de même altérées et depuis le même temps, l'excrétion des débris nutritifs n'ayant pu avoir lieu qu'imparfaitement, les tissus engoués ont été imprégnés et saturés plus ou moins, de là en partie la tumeur ; 2° Les vaisseaux capillaires d'un organe sont de trois ordres : 1° capillaires aortiques ou sanguins, tous pour la nutrition ou composition des organes ; 2° veineux servant à transporter les débris de la nutrition qu'ils ont pris ou absorbés ; 3° et, A, les lymphatiques généraux, dont les fonctions sont l'absorption, et ce que je nomme la globulisation ou formation des globules de la lymphe, qui s'augmentent dans les ganglions ; B, les lymphatiques digestifs, qui absorbent et forment les globules du chyle que les glandes mésentériques, leurs annexes, augmentent également. Le squirrhe et le cancer, comme toutes les maladies chroniques, ont leur siége tout à la fois dans les nerfs moteurs, qui n'expulsent point les débris des nutritions, et dans les lymphatiques, qui dénaturent les globules de sang.

Les aiguilles agissent simultanément sur les nerfs du mouvement, du sentiment et du grand sympathique, et particulièrement sur les capillaires aortiques ou sanguins, qu'elles développent, pour produire une érythémation et ramener une vie active dans une partie presque inerte.

2° ANKOTOME OU LITHOTOME. — Ce petit instrument, qui est en petit le lithotome du frère Côme, en diffère en ce qu'il est très-pointu ; il me sert pour pénétrer dans les chairs, lorsque les tissus sont trop ligneux, comme le dit M. Velpeau. Je ne l'ai mis en usage que chez la malade, sujet de la troisième observation. Il n'est point de chairs qu'il ne perfore sans causer de douleur, parce qu'elles sont dépourvues de sensibilité. Il donne lieu à l'écoulement de quelques gouttes d'un sang noir, qui toujours produit un bien. Souvent, avec la lame, je fais des coupures superficielles, plus ou moins longues, qui font couler un peu de sang et sont guéries dès le lendemain. Cet instrument est au moins le rival des aiguilles, parce qu'en le retirant, je puis me servir doucement de la lame ouverte et faire de légères sections qui sont toujours innocentes et avantageuses pour le résultat, puisqu'il dégorge l'organe et l'excite, le stimule, et que la lymphe plastique qui, pendant douze ou vingt-quatre heures s'écoule des incisions ou des perforations, contribue au dégorgement.

3° Électro-Aimant. — *Mode d'action de l'Électro-aimant.*— L'électricité agit sur la peau et profondément dans les tissus, où sont les aiguilles, en rougissant, et par cela même en faisant apparaître le sang rouge, la chaleur, la nervation et l'hématose rouge dans des organes qui en étaient privés. On se convaincra que l'électro-aimant produit ces stimulations sur la peau après quelques étincelles. Les aiguilles et ce puissant moyen sont donc en harmonie d'action et identiques dans leurs effets.

3° Massage et Malaxage. — Ce n'est que dans les deux dernières observations que je m'en suis servi, lorsque les tumeurs étaient devenues mobiles, et nullement adhérentes. Ces deux moyens, auxquels j'ai quelque fois réuni le tapement et le frappement, parviennent fort bien à exciter la circulation profonde et surtout le capillaire aortique, la plus désirable pour la guérison, parce que c'est celle de la nutrition interstitielle et de l'exhalation.

4° Repassage. — Dans le même but, j'emploie le repassage avec une boule de fer dont la température est élevée jusqu'au degré de l'eau bouillante dans laquelle elle est plongée. Une flanelle imprégnée d'un des liniments ou des pommades ci-après, on y promène la boule de fer pendant plus ou moins longtemps. Je n'ai pu la mettre en usage que dans le dernier cas; il facilite l'exhalation et l'absorption.

5° Compression. — Employée par Récamier avec des avantages très-grands, la compression doit être mise en pratique, mais je ne m'en suis point servi, parce que mes moyens m'ont suffi. Je la recommande cependant.

3° Cataplasmes. — Quant à la ciguë, à la mercuriale et à l'arnica, c'est toujours en rougissant qu'ils manifestent leur action.

Pommades. — Toutes doivent être plus ou moins rubéfiantes, selon moi. Les sels qui peuvent déterminer des pustules ne me paraissent que peu convenir, à moins que ce ne soit dans les cancers cérébriformes. En voici une que j'ai conseillée il y a longtemps.

Pommade.

Pr. Axonge. . . . . . . 30 grammes.
    Chlorure de zinc. . . , 4 *id*.
Mêler.

Gros comme une noisette à chaque friction.

Les préparations d'iode remplissent le même but.

Liniment. — Je ne me suis pas servi beaucoup de liniment, mais chez Mme Thi..., il a été utile pour le repassage. Je l'ai composé ainsi : ·

Liniment.

Pr. Huile ordinaire. . . . . 30 grammes.
    ·Essence de térébenthine. . } *a a*
    Teinture d'iode. . . . . } 2 grammes.

En mettre une cuillerée sur une flanelle et repasser après l'avoir étendu sur la partie. Il faut toujours que le fer se promène, car lorsqu'il s'arrête, il brûle.

La teinture de sabine, de digitale, etc., peuvent convenir aussi bien.

8° *Bains.* — Je les rends toujours médicamenteux.

Ils sont salins ou sulfureux.

Les bains salins sont composés avec 2 ou 4 grammes de sulfate de cadmium ou de sublimé, et quelquefois de sel marin, 2 kilogr.

Les bains sulfureux de 150 gr. de sulfure de potasse.

B. Moyens internes. Pilules. — Mais les *pilules* provocatrices de l'excrétion intestinale sont utiles pour faire sortir de l'économie les matériaux hétérogènes. Elles peuvent être composées de différents sels ; voici les deux formules que j'ai employées :

Formule n° 1.

Pr. Sulfate de cadmium. . . . 30 centigrammes.
    Extrait de gayac. |. . . . 10 grammes.
Faites selon l'art 15 pilules.

En prendre une le matin et, suivant l'effet, une autre le soir.

On peut faire usage de pilules de ciguë.

Formule n° 2.

Pr. Sulfure de cadmium. . 30 centigrammes.
Sucre de lait. . . . | *a a*
Mucilage . . . . . | quantité suffisante.

Faites selon l'art des pastilles d'un gramme, dont on prend une le matin.

Les premières sont plutôt mises en usage dans le squirrhe et les secondes ou pastilles dans le cancer encéphaloïde.

Les expériences faites à la Charité par le professeur Velpeau seulement avec l'acupuncture, et les miennes propres, d'abord avec ce même moyen prolongé que je nomme *séton métalli-que*, puis l'*onkotome* et l'électro-aimant, et les autres moyens plus ou moins efficaces, prouvent donc jusqu'à l'évidence qu'on peut guérir dans beaucoup de cas les cancers, les squirrhes, les goîtres, les scrofules et tumeurs de diverses natures, par le retour des organes à leurs formes et à leurs fonctions natu-relles. Ces tentatives n'avaient jamais été faites, que je sache, surtout avec ces moyens. Alors même qu'on ne parviendrait pas à obtenir des guérisons complètes dans tous les cas, on rendrait ces maladies moins étendues; on diminuerait ce qu'on nomme vulgairement les *diathèse* et *cachexie cancéreuses*, qui, selon les idées saines de la physiologie, ne doivent leur nais-sance qu'au point primitivement frappé. Ne sont-ce pas de grands bienfaits? N'est-ce pas là ce que M. Velpeau appelait de tous ses vœux dans un Rapport récent? Espérons donc beaucoup. La route est ouverte et semée de richesses. Parcourons-là.

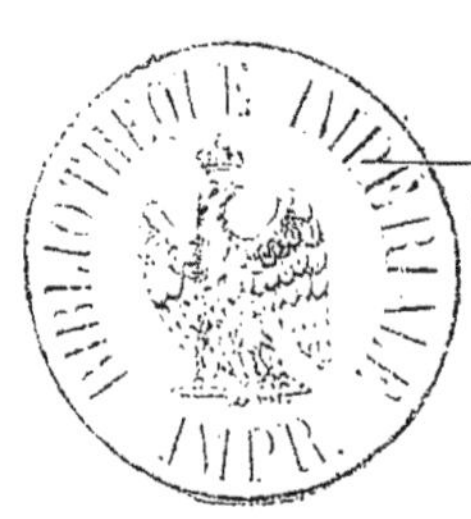

Imp A. Guyot et Scribe, rue Neuve-des-Mathurins, 18.

9 782019 266271